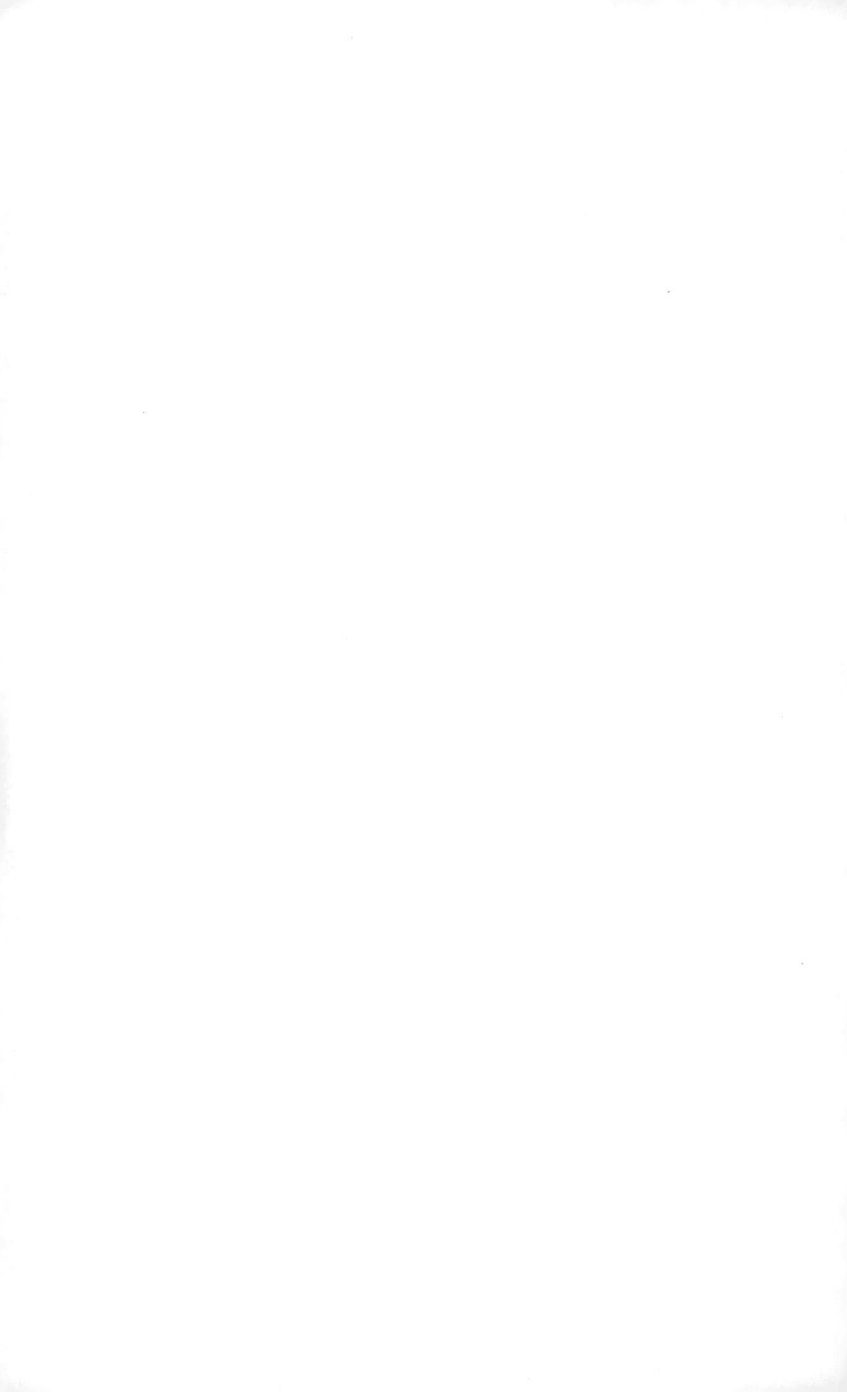

DIETA- GCH:

¿Qué Dijo el Dr. Simeons Realmente?

De vuelta a las raíces de la dieta GCH

Dan Hild &

Susan Margret Wimmer

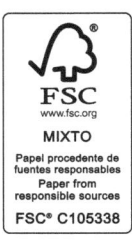

© D. Hild & S.M. Wimmer, 2020 – 2nd Edition

Impreso y editado por Books on Demand GmbH
info@bod.com.es - www.bod.com.es
Impreso en Alemania – Printed in Germany

ISBN: 978-8-4132-6760-9

Información General

Este documento y todo su contenido está protegido por la ley de derechos de autor. Todos los derechos reservados. La reimpresión o reproducción (o parte del mismo) en cualquier forma (impresión, fotocopias u otros métodos), así como el almacenamiento, proceso, duplicación y distribución por medios electrónicos en cualquier tipo de sistema, del documento completo o parte del mismo, sin autorización por escrito del autor está prohibida. Todos los derechos de la traducción están reservados.

El uso de este libro y la implementación de la información aquí presentada se hace bajo la responsabilidad del lector. El autor y quien lo publica están exentos de cualquier tipo de responsabilidad en caso de que se presenten accidentes o daños de cualquier tipo que se presenten por consejos incluidos en este libro.

Inhaltsverzeichnis

Conclusión   **96**

Obesidad - Un Desorden

La obesidad, se cree que es el resultado de comer en exceso y la falta de actividad física, es en realidad un trastorno del funcionamiento de nuestro cuerpo. Conforme a este aspecto, se aclara que si una persona come en exceso y no tiene esta enfermedad, nunca va a engordar. Por lo tanto, es fácil comprender que la obesidad es más como un desorden, y no el resultado de los hábitos o el autocontrol.

Según la severidad, se puede dividir en leve, moderada y grave. La forma severa acumulará la grasa rápidamente, mientras que la forma leve tardará más tiempo para mostrar un incremento de peso.

Este desorden afecta a ambos sexos y a todas las edades. También puede tener un factor genético. Entre ellos una participación secundaria de las glándulas endocrinas, tales como la pituitaria, tiroides, suprarrenales y sexuales también juegan un papel importante.

De acuerdo con estos razonamientos y hechos, está claro que la obesidad se debe tratar como una enfermedad. El tratamiento debe ser eficaz en ambos sexos y en todas las edades. Además, este desorden, una vez corregido debería permitirle al paciente comer cualquier alimento normalmente, sin recuperar el peso perdido. Si este objetivo es accesible, entonces podemos decir que somos capaces de curar la obesidad como enfermedad.

En la historia la obesidad era algo que era alabado. Las personas pensaban que era una señal de alto estatus y la prosperidad de un hombre. Pero en la historia la obesidad era inexistente entre los seres humanos, todavía se encontraba en la mayoría de los animales salvajes. Pero, con el desarrollo del mundo y la civilización de los seres humanos, la obesidad se ha movido lentamente dentro de la raza de los seres humanos. Incluso hoy en día, podemos ver que hay una tendencia, a aceptar la obesidad como un bien y una selección sexual.

Comidas Regulares

La civilización de los seres humanos introdujo comidas en el estilo de la vida humana a inicios de los tiempos neolíticos. Pero antes, las personas comían sólo cuando tenían hambre y lo que comían no estaba refinado, era crudo y saludable.

El tracto gastrointestinal humano está estructurado igual que el de un mono, una rata o un cerdo, permite la ingesta continua de pequeñas cantidades de alimentos. Pero con la teoría de la 'comida', vertemos gran cantidad de alimentos en nuestro tracto gastrointestinal. Por otra parte, estas comidas regulares permiten a un hombre comer más de lo que necesita, sólo para mantenerlo lleno hasta la próxima comida y este excedente tiene que ser almacenado en el cuerpo y es a lo que llamamos grasa u obesidad.

Tres tipos de grasa

Hay tres tipos de grasas en nuestro cuerpo. En primer lugar está la grasa estructural, que estructuralmente ayuda a los órganos a permanecer en el lugar correcto y proveen apoyo y absorben los impactos.

El segundo tipo es la reserva normal de combustible, que suministra suficiente energía cuando la necesidad de energía se vuelve alta y la ingesta se vuelve menor. La grasa tiene el valor calórico más alto en comparación con los carbohidratos y las proteínas. Por lo tanto, el cuerpo puede producir más energía quemando grasas.

Esto es debido a que la grasa se ha convertido en el almacén de combustible más económico en el cuerpo humano.

El tercer tipo de grasa es la grasa que se acumula en el cuerpo de una persona obesa. Esta grasa es anormal y es también una reserva de combustible, pero estas grasas no suministran energía en caso de emergencia. Solo pueden ser utilizadas en una insuficiencia crónica de combustible del cuerpo.

Es por eso que una persona obesa perderá sus grasas normales primero cuando pasa hambre, entonces, cuando estas reservas de grasa son insuficientes, el cuerpo utiliza fenómenos estructurales y es sólo al final que se utilizan las grasas anormales. Esta es la razón por la que los pacientes obesos se quejan de que no pierden peso o pierden grasas al comienzo de su dieta para bajar de peso. Quedarán exhaustos y algunos incluso dejarán la dieta, antes de llegar a la etapa de perder las grasas anormales.

Estas personas obesas se sienten cansadas, sus rostros se vuelven ojerosos, pero sus vientres, caderas, muslos y brazos muestran ser un poco más delgados que antes. Las arrugas aparecen y dan un aspecto avejentado. Esto realmente agota a las personas y puede ser una de las peores experiencias de la vida.

Obeso - siendo culpados

Otra cosa que las personas obesas tienen que soportar es la injusticia de ser acusados de muchas cosas, como la codicia, el engaño y la selección sexual. Una vez que determinan dejar de superar la obesidad, culpan a la medicina moderna como ineficaz.

Los obesos en realidad no están en buena forma física. Ellos siempre se sienten cansados y agotados. Pierden su autoconfianza y comienzan a sentirse avergonzados por la culpa de haber sido acusados de falta de control y fuerza de voluntad. Entonces tienden a tomar la decisión de perder peso, lo cual puede ponerlos en la miseria y el sufrimiento. Hay muchas razones para ello;

- Los obesos tienen cuerpos grandes y necesitan mucha más energía para mantener su temperatura corporal óptima.
- Además, llevar un cuerpo grande y pesado, no es una tarea sencilla. Estas personas necesitan más esfuerzo muscular para mover sus cuerpos que las personas de peso normal.

Pero, esto en realidad no significa que las personas obesas necesitan comer más alimentos.

Los médicos dicen que muchos pacientes obesos aumentan de peso incluso cuando están en dietas especiales, lo que provee menos energía que sus necesidades reales. Por lo tanto, está muy claro que hay algún otro mecanismo que los hace obesos. Entre las muchas teorías acerca de este mecanismo oculto, las teorías glandulares se hicieron muy populares.

Teorías glandulares sobre la Obesidad

Hubo un tiempo, donde los científicos y los médicos pensaron que este mecanismo secreto estaba conectado con las hormonas sexuales y las funciones de sus glándulas endocrinas. Algunas co-relaciones clínicas lo apoyaron y son;

- Muchos pacientes jóvenes que son obesos mostraron un bajo desarrollo de sus órganos sexuales.
- Los hombres suelen desarrollar la obesidad en sus edades medias.
- Las mujeres en su mayoría llegan a ser obesas después de la menopausia.

Pero, cuando la medicina moderna introdujo hormonas sexuales altamente activas al mundo, las teorías de las hormonas sexuales se volvieron falsas. Los médicos descubrieron que la obesidad no puede ser controlada, aun después de administrar estas hormonas altamente activas.

Tiroides

Entonces las personas tratan de reducir el peso de la obesidad, administrando hormonas tiroides o glándulas tiroides y creen que pueden romper las grasas anormales en el cuerpo, ya que la tiroides es responsable de la producción de energía del cuerpo. De todos modos, esto no tuvo éxito y sabemos por qué. La energía del cuerpo es traída por la reserva de grasa normal y llega a las grasas anormales sin tocar las grasas estructurales, una persona necesita pasar hambre de verdad.

Muchas personas obesas tienen una glándula tiroides normal. Es muy raro encontrar personas obesas con glándulas tiroides hiperactivas u otras. El tratamiento de cualquiera de estas enfermedades no nos dejaría curar la obesidad y también dar una glándula tiroides a un enfermo o una persona normal es inútil y peligroso.

Pituitaria

El lóbulo anterior de la pituitaria o de la hipófisis es la siguiente glándula sospechosa de llevar a cabo este misterioso mecanismo de desarrollar la obesidad. No hubo hallazgos científicos que demuestren tales cosas, incluso después de muchos estudios, excepto el factor de movilización de la grasa que está siendo liberado. Sin embargo, es demasiado pronto decir si está ligado con la obesidad o no.

Suprarrenales

Como el síndrome de Cushing - una enfermedad que conduce a una producción de altos niveles de hormonas, mostraron signos que se asemejan a la obesidad, muchas personas pensaron que encontraron la verdadera razón. Pero, la disminución de las funciones suprarrenales no tenía ningún medio práctico y tampoco se encontró una mayor actividad de las glándulas suprarrenales en pacientes obesos.

El diencéfalo

Esta es la parte del cerebro, que controla todas las funciones automáticas del cuerpo humano tales como la respiración, el ritmo cardiaco, la digestión, el sueño, el sexo y otros. Esta parte del cerebro esta enormemente vinculada con las otras glándulas endocrinas. Es bien sabido que el diencéfalo lleva el centro que regula el nivel de azúcar de la sangre. También durante ciertos estudios, se demostró que la destrucción de una cierta parte del diencéfalo resultó en un enorme deseo de comer y aumento de peso en animales que no engordan normalmente.

Las causas de la obesidad

Entre las muchas causas que se dicen que son la razón por la cual las personas desarrollan la obesidad, hay 3 razones principales que desempeñan un gran papel, y son:

1. **Herencia**
   Algunas personas tienen una capacidad diencefálica congénitamente baja y esto

contribuirá a la obesidad reduciendo la capacidad de la reserva de grasa. Las grasas que están en el almacenamiento normal se transfieren entonces a la reserva de grasa anormal. Cuando esto está presente, la obesidad se desarrollará a una edad temprana, incluso cuando una persona tiene una alimentación normal.

2. **Trastornos diencefálicos**

Algunas personas también desarrollan diferentes trastornos diencefálicos, que pueden llevar a la disminución de la capacidad de la reserva de grasa diencefálica.

Esto es visible cuando el hipotálamo está sobrecargado como en la menopausia y la castración. En este periodo los niveles de hormonas sexuales del cuerpo disminuyen y el hipotálamo se sobrecarga con el fin de estimular la falta de funcionamiento u ovarios que no responden, para secretar niveles normales de hormonas sexuales. Esto es realmente una gran carga. El hipotálamo tiene un montón de energía de muchos otros centros, como los bancos de grasa reduciendo su capacidad de funcionamiento.

Esto es igual en presencia de la diabetes, cuando el nivel de azúcar es alto. Son convertidos en grasa y se almacenan, en lugar de entregarlos al centro regulador del azúcar. Pero, cuando la capacidad de la banca de grasa diencefálica es baja, estas grasas, que se convierten a partir del azúcar, se depositan en las reservas de grasas anormales causando la obesidad.

3. **Agotamiento del banco de grasa**

   La tercera causa de la obesidad es la sobrecarga de trabajo en la reserva de grasa. Esto ocurre cuando el diencéfalo normal está sobrecargado con el exceso de alimentos o cuando el consumo de combustible es menor. Esta situación puede explicarse tomando muchos ejemplos;

   - Cuando un deportista descansa durante semanas en una cama debido a una distensión muscular o una fractura, aumenta su peso corporal rápidamente.
   - Cuando una persona que se ha adaptado al clima frío viene a un país tropical, aumentan porque el combustible no se utiliza para calentar el cuerpo como antes.

- Y también cuando un trabajador activo comienza a trabajar en un solo lugar con el ordenador, vemos que surge el mismo problema.
- Otro buen ejemplo es cuando una persona que come alimentos sin refinar empieza a comer alimentos refinados, empiezan a engordar. Esto es porque los alimentos sin refinar se digieren y asimilan en los intestinos más lentamente que los alimentos refinados. Cuando los alimentos refinados se consumen de repente, hay una sobrecarga diencefálica que se convertirá en obesidad.

Aparte de las tres principales causas anteriores, hay algunas otras que son de gran preocupación;

4. **Aspectos psicológicos**

El diencéfalo, que está situado en el cerebro controlando las funciones metabólicas, es también responsable de las emociones y los instintos humanos. Del mismo modo que puede consumir la energía de diferentes centros, durante un estrés psicológico, la energía puede cambiar de un centro a otro. Por eso, las personas infelices y solitarias son más propensas a sufrir de obesidad que las felices. Corregir los aspectos psicológicos de estas personas, corregirá su peso corporal, en esta situación.

5. **Hambre incomprendida como alimentación compulsiva**

La mayoría de los pacientes obesos no sufren de ningún trastorno de alimentación. Sin embargo, la sociedad ha sido muy injusta al culparlos. Es una verdadera hambre que se estimula por el alcohol, la nicotina, los dulces y pasteles que hacen a la persona comer más.

Hay pacientes que también sufren de alimentación compulsiva. Pero, son raros. Esto ocurre en su mayor parte en chicas a finales de la adolescencia y a inicio de los veinte. Este trastorno de la alimentación hace que las personas anhelen el alimento y los obliga a comer en grandes cantidades y llenar sus estómagos, independientemente del hambre. La forma en que consumen los alimentos durante un ataque de alimentación compulsiva, es realmente temible de ver.

La alimentación compulsiva es el resultado de una fuerte estimulación sexual la mayor parte del tiempo. La fuerte presión en el centro del sexo es transferida a otro centro que controla el consumo alimenticio humano. De este modo, esta estimulación sexual sin resolver sale como un episodio de una gran cantidad de consumo de alimentos.

Esto puede curarse por el sexo desinhibido. Pero, usar el sexo desinhibido como un procedimiento terapéutico tiene sus pros y sus contras.

No se puede reconocer que una persona sufre de alimentación compulsiva hasta que hayan comenzado a recibir tratamientos. Las personas que sufren de este trastorno de alimentación muestran al menos un ataque durante el tratamiento.

6. Negarse a perder peso

A pesar de que muchos piensan que la obesidad es un inconveniente para su vida, hay algunos que piensan que es algo muy apreciado. Algunos piensan que los hace sentir seguros, aceptados sólo por sus talentos y también piensan que los hace mantenerse fuera de problemas. Además, hay algunas personas que están profundamente vinculadas con la obesidad que tienen y piensan que perder peso es perder una cosa preciada en sus vidas.

De todos modos, estos pacientes necesitan psicoterapia con el fin de ayudarles a ver la imagen más grande.

7. Casi al lograrlo...

A veces, cuando una mujer delgada va a quejarse al médico que se está poniendo gorda, el médico podría ignorarla la mayoría de las veces. Incluso a veces el médico podría recetarle algo; mientras que otro comprueba su Índice de Masa Corporal (IMC) con el fin de demostrar que no es obesa. Pero, muy raramente el médico se da cuenta de que ella tiene signos de obesidad potencial y está a punto de ser obesa. Estas dudas de un paciente acerca de ponerse obeso, son acertadas la mayor parte del tiempo.

Signos y síntomas

Hay muchos signos y síntomas de la obesidad, al igual que en muchas otras enfermedades médicas. Se pueden dividir en 2 tipos.

1. Que se desarrolla antes de la pubertad - tiene una fuerte influencia genética
2. Que se manifiesta a inicios del desorden

Entre los muchos signos y síntomas, hay algunos, que en realidad vemos en muchas personas y no creo que predicen una obesidad futura. Hay algunas señales increíbles que predecirán tu peso corporal futuro;

- Gran tamaño de los dos dientes frontales superiores.
- Hoyuelos justo por encima de las nalgas en los huesos sacros.
- Ángulo sobresaliente entre el brazo y el antebrazo, cuando los brazos están extendidos con las palmas hacia arriba.
- Rodillas redondeadas.

Aparte de estos signos, también hay algunos que son visibles en el inicio del proceso de la obesidad y son;

- Aparece una pequeña almohadilla de grasa justo debajo de la altura de la nuca, que se conoce como joroba de duquesa.
- Acumulación de grasa encima de las axilas. Las pequeñas almohadillas triangulares de grasas.
- Estrías en la piel, que son de color púrpura cuando son nuevas, y luego se ponen blancas. Aparecen en las caderas, los pechos y los hombros.
- Almohadillas de grasa en el interior de las rodillas.
- Pliegue de piel sobre la zona púbica.
- Un pliegue de piel alrededor del pecho.

- En los hombres, el desarrollo de senos.

Estos síntomas pueden estar presentes en cualquier cantidad, e incluso en personas que tienen un peso corporal normal y están en una dieta estricta.

Los otros síntomas clínicos que aparecen son;

- Dolores de cabeza frecuentes
- Insomnio
- Dolores reumáticos
- Letargo
- Hambre frecuente
- Anhelo irresistible de dulces y almidones
- Consumo de alcohol
- Estreñimientos
- Trastornos menstruales

En el caso de una mujer o un hombre delgado que se queja con frecuencia acerca de engordar, es importante comprobar si hay pruebas suficientes que demuestren lo anterior. Las presencias de algunos de ellos son suficientes para demostrar que el paciente está bien. Lo otro es que muchos médicos tratan de juzgar la obesidad a través de la apariencia corporal del paciente cuando esta vestido. Pero, en verdad, sólo puede ser detectado cuando una persona está totalmente desnuda.

El Dr. Simeons, una vez consulto a una paciente que estaba realmente delgado, tenía las costillas y las clavículas fuera, y la piel seca en los pómulos y llego a la conclusión de que ella tenía cáncer. Pero para su sorpresa, ella mostró sus caderas en la que la grasa se ha acumulado con severidad. Este ha sido un caso de dieta severa. Ha tomado varias semanas para que se recupere y se vea normal. El peso era el mismo, pero las grasas se distribuyeron por igual en el cuerpo, dándole un aspecto fresco y vivaz.

A pesar de que una persona tiene bajo peso, él / ella podría estar sufriendo de un trastorno que causa la obesidad. Del mismo modo, una persona con sobrepeso puede que no tenga la obesidad y puede mostrar altibajos de peso cuando él / ella aumenta y disminuye la ingesta de calorías.

Tratando la obesidad

El tratamiento de la obesidad ha sido siempre un tema polémico. Como la obesidad se debe a una deficiencia del centro diencefálico, la única opción de tratamiento que la persona tiene es corregirlo.

No es posible curar genes heredados, y la única manera de tratarlo, ha sido por los medicamentos. Pero, entre los muchos medicamentos que actúan sobre el cerebro diencefálico, ninguno de ellos demostró tener un efecto en el centro de la grasa. Incluso los medicamentos para reducir el apetito llamados "anfetaminas" no mostraron ningún resultado positivo.

Los "niños gordos"

Estos niños son llamados "niños gordos", ya que sufren de obesidad extrema y subdesarrollo sexual. Pero, su lóbulo pituitario anterior parecía ser normal, a diferencia de los niños que sufren de la "enfermedad de Froehlich" en la cual, existe un crecimiento anormal del lóbulo pituitario anterior.

Estos niños tienen manos y pechos largos y delgados y caderas amplias, las nalgas y los muslos con estrías. También tienen rodillas redondas y genitales subdesarrollados o testículos no-descendientes.

Estos niños fueron tratados con la hormona GCH (gonadotropina coriónica humana), que se produce a partir de la placenta de una mujer embarazada. El nombre de esta hormona significa crónica - producida por la placenta y gonadotropina - dirigida a las funciones de las glándulas sexuales.

Durante el estudio que el Dr. Simeons hizo en la India, encontró 3 cosas interesantes;

1. La orina fresca de una mujer embarazada debido a la retención de enema, mostró los mismos resultados que cuando se dan las sustancias puras.
2. Pequeñas dosis diarias fueron más efectivas que las dosis semanales más grandes.
3. Los pacientes perdieron su apetito voraz cuando se les administro pequeñas dosis diarias.

Lo más importante, entre estos tres hallazgos fue que estos pacientes no perdieron o ganaron peso. Sino que, por supuesto, cambiaron la forma del cuerpo - la circunferencia de la cadera se redujo.

Movimiento de las grasas anormales

El Dr. Simeons explica el cambio de la forma del cuerpo, como el movimiento de las grasas de los almacenamientos anormales de grasa. Dice que estas grasas se utilizan como combustible bajo esta condición. Es por eso que un "niño gordo" al que se le administró pequeñas dosis diarias de GCH, posiblemente permaneció sin sensación de hambre, incluso cuando estaba en una dieta restringida.

Seguramente son las grasas anormales las que circulan y son utilizadas, debido a que los pacientes tenían una buena capa de grasa subcutánea, haciéndolos lucir frescos y vivos. No parecía haber ningún efecto secundario por la administración de GCH y también mostró muy buenos resultados.

Este fue el punto que trajo a colación la idea de usar el GCH como tratamiento para todas las formas de obesidad. Después de muchos casos, una seria duda surgió de si se trataba de la "droga soñada" para la obesidad. Por otra parte, los pacientes que se les administró pequeñas dosis diarias de GCH empezaron a decir que las 250 calorías de la comida que se les permitía tomar también era demasiado para el día, ya que tenían una sensación de saciedad durante todo el día.

El embarazo y la obesidad

Muchas mujeres parecen engordar durante el embarazo, sólo porque consumen el doble de la cantidad de alimentos pensando que tienen que 'alimentar dos bocas' y necesitan ganar fuerzas para el parto, la verdad es que el embarazo es el único y exclusivo período de tiempo fisiológico en el que una persona obesa puede bajar de peso.

Sí, una mujer puede engordar durante el embarazo, pero no ser obesa. La placenta segrega grandes cantidades de GCH durante el embarazo y esta hormona, como se dijo antes, puso las grasas anormales en movimiento. En realidad, esta hormona ayuda a perder todas esas grasas anormales acumuladas y estas se utilizan en el cuerpo como combustible.

Un feto en crecimiento necesita una nutrición constante y para suministrar esta continua alimentación, es importante que la sangre de la madre lleve la nutrición a cada segundo. ¿Cómo es posible con las comidas y varias horas de intervalos sin comida? Esta es en realidad una de las funciones del GCH.

Esta hormona mantiene los niveles de nutrición o de combustible en la sangre de la madre constantemente. Es por ello que el bebé no muere de hambre en cualquier punto. Estos continuos niveles de combustible se mantienen mediante la descomposición de los depósitos de grasas anormales, que fueron recluidos antes.

Por lo tanto, se demuestra que el GCH aumentó la capacidad de la reserva de grasa diencefálica - en realidad, es mejor mencionar la calidad como "ilimitada". Pero, cuando el GCH se utiliza como un tratamiento para la obesidad, no hay feto para consumir todo este combustible. Por eso, es necesario tener una dieta estricta durante todo el período de tratamiento.

Las gonadotropinas

Gonadotropina coriónica humana (GCH)

Esta hormona sólo puede encontrarse en una mujer durante el embarazo. Pero, en la vida de un hombre, nunca se encuentra. Esta hormona se produce en grandes cantidades en la placenta y una gran cantidad también se excreta con la orina. Hay gonadotropinas coriónicas producidas por los animales, pero, son fácilmente degradadas que las gonadotropinas humanas. Por lo tanto, las gonadotropinas animales son mucho menos adecuadas para el tratamiento de la obesidad.

El nombre de la GCH trae una idea engañosa sobre esta hormona. De acuerdo con el nombre 'gonadotropina', se entiende que esta hormona estimula las glándulas sexuales. Pero, hace muchos años atrás, se encontró que la GCH tiene una capacidad de sólo convertir las glándulas sexuales infantiles en glándulas sexuales maduras. La GCH, en cualquier cantidad, no puede estimular una glándula sexual normal.

La GCH fue descubierta hace más de medio siglo. En ese momento lo único que sabíamos qué hacía, era ayudar a los médicos a detectar un embarazo mediante la excreción de la misma en la orina. Pero, mientras la ciencia se fue desarrollando, se llevaron a cabo muchas investigaciones para descubrir las otras funciones de esta valiosa hormona.

A pesar de que una mujer embarazada produce millones de unidades de GCH por día, 25 unidades de GCH es suficiente para perder una libra por día. ¿No es eso extraordinariamente potencial? Sí, esta inundación exagerada de GCH en el cuerpo es la mera razón por la que el embarazo se lleva a cabo hasta el final del término normal, protegiendo a la madre y el feto.

La Gonadotrofinas Reales

Hay 02 hormonas, llamadas HFE y HL que son secretadas por la glándula pituitaria anterior. Son las gonadotropinas reales, ya que actúan directamente en los ovarios. Pero, la pituitaria anterior es controlada por el diencéfalo y la administración de GCH aumenta la capacidad diencefálica. En las deficiencias sexuales, la administración de GCH cumplirá todas las demandas de aliviar la obesidad, así como la corrección de las deficiencias sexuales.

Como la acción del GCH es en el diencéfalo, es mejor si podemos llamarla diencéfalotropina crónica.

GCH - No es una hormona sexual

Cuando la gente oye la palabra "hormona", llegan a la conclusión de que tiene algo que ver con la "esfera sexual". Pero, en realidad esta hormona no tiene nada que ver con la "esfera sexual" de un ser humano. Las hormonas como la insulina, tiroides y el cortisol, tiene su propio conjunto de funciones para llevar a cabo.

Por lo tanto, es importante saber que la administración de GCH;

1. Tiene un mismo efecto en los hombres, las mujeres, niños y personas mayores.
2. Sólo puede mejorar algunas deficiencias sexuales pre-existentes después de la pubertad y nunca estimula las funciones sexuales más allá de lo normal.

3. Puede facilitar la concepción y regular la menstruación a través de un mecanismo indirecto.
4. Nunca feminizará a un hombre o virilizará a una mujer.
5. No le hace crecer pecho a los hombres ni interfiere con la virilidad.
6. Nunca hace que a una mujer le crezca barba o desarrolle una voz ronca.

Por lo tanto, el Dr. Simeons cree que el uso de la GCH como tratamiento para la obesidad no tiene ningún efecto negativo sobre la esfera sexual de un ser humano.

La inyección de GCH

El GCH viene como un polvo seco que se extrae de la orina de una mujer embarazada. Este es menos estable una vez que se disuelve en una solución.

La inyección es completamente indolora y no resulta en ninguna reacción tisular. Se utilizan agujas muy finas para inyectar esta hormona y se inyecta profundamente en el músculo intra-gluteal en el cuadrante superior de las nalgas.

Tratamiento GCH vs. Otras Condiciones

Fibromas

Normalmente los fibromas no se ven afectados durante el tratamiento, excepto los de gran tamaño, miomas uterinos palpables. Esto es debido a que las grasas, se descomponen. Por lo tanto, es mejor operar los miomas de gran tamaño antes de iniciar el tratamiento.

Piedras en la vesícula

Pequeñas piedras con síntomas previos de dolores cólicos pueden dar dolores cólicos frecuentes durante el tratamiento. Esto es debido a la ausencia de grasas en la dieta y sabemos que se necesita grasa para el vaciado de la vesícula biliar. La extirpación quirúrgica de la vesícula biliar debe hacerse antes del comienzo del tratamiento GCH.

Dientes y Vitaminas

Los pacientes con dientes débiles a veces pueden tener problemas durante el tratamiento del mismo modo que ocurre en un embarazo. Luego el paciente recibe calcio y vitamina D.

También es permitido tomar vitamina C, que se administra en grandes dosis durante las apariciones del resfriado común. No hay ninguna objeción en la administración de antibióticos en caso de presencia de un diente infectado.

Alcohol

Los bebedores obesos fluyen realmente bien durante el tratamiento. No sienten la necesidad de tomar alcohol como antes, mientras que las personas que aún tratan de tomar como hábito puede beber sólo una cantidad muy pequeña. Pero, el deseo previo de beber alcohol regresa cuando el tratamiento GCH ha terminado.

Enfermedades cardiovasculares

En realidad, esto no es una contraindicación para el tratamiento GCH + dieta. Los pacientes que padecen de estas enfermedades muestran una mejora durante el tratamiento.

Tuberculosis

Los pacientes que padecen de una forma inactiva de Tuberculosis pueden ser tratados de forma segura y no hay recaídas inmediatas registradas en estos pacientes después de suspender el tratamiento

Talón adolorido

El dolor del talón es una queja muy común en los pacientes que tratan desesperadamente de perder peso mediante la dieta y el ejercicio. Pero, ni los cirujanos ortopédicos ni los reumatólogos pueden ayudar a esta condición.

Lo más sorprendente es que el tratamiento GCH + dieta realmente puede curar este dolor en el talón. Se ha encontrado que este dolor en el talón se produce debido a la reducción de la almohadilla de grasa del talón, porque, en estos pacientes el talón muestra un ablandamiento y el hueso también se palpa fácilmente.

Cuando se realiza un tratamiento GCH + dieta, los pacientes dicen que este dolor en el talón se ha desvanecido por completo al cabo de los 15 días del tratamiento y no reaparece incluso después de haber finalizado el tratamiento.

Esto atrae más atención hacia las posibles funciones de la hormona GCH, ya que esta reducción del dolor en el talón demuestra que el GCH no sólo descompone las grasas malas, sino que también restaura las grasas normales en los lugares correctos.

Trastornos que complican la obesidad

Hay muchas enfermedades en las que la obesidad se precipita como un resultado. Las más importantes son la diabetes, la gota, el reumatismo y la artritis, la presión arterial alta y endurecimiento de las arterias, enfermedad coronaria y hemorragias cerebrales.

A pesar de que estos desordenes son diferentes entre sí, hay dos cosas en común y son;

1. Nuevas investigaciones creen que todas estas enfermedades tienen algo que ver con la regulación de las funciones diencefálicas.
2. No mejoran o se producen durante el embarazo

Aunque estos desordenes están presentes y si la GCH y la dieta pueden provocar esos cambios diencefálicos, en los obesos, que son característicos del embarazo, uno esperaría ver una mejora en todas estas condiciones en comparación a lo que se observada en un embarazo real. La administración de GCH, de hecho, no hace esto de una manera notable.

Diabetes

En caso de obesidad, a largo plazo, y la diabetes estable, es posible que detenga todos los medicamentos anti-diabéticos después de los primeros días de la administración de GCH. Además, es posible alcanzar niveles normales de azúcar en la sangre en aproximadamente 2-3 semanas. Pero, esto puede ser observado en la diabetes de tipo frágil, donde los niveles de azúcar cambian con frecuencia en grandes cantidades, ya que en estos casos, el páncreas no es capaz de producir cantidades suficientes de insulina, incluso bajo la influencia de la estimulación diencefálica.

Por lo tanto, los pacientes con el tipo estable de diabetes durante el tratamiento muestran mejores resultados que los pacientes con la de tipo frágil.

Reumatismo

Todos los dolores reumáticos, junto con las lesiones óseas se desvanecen durante el tiempo de tratamiento, sin la necesidad de cortisona o salicilatos. Pero, estos síntomas vuelven luego, una vez que se detiene la administración de GCH. Este es el mismo fenómeno que ocurre en el embarazo.

Por otra parte, la administración de GCH estimula la secreción de ACTH de una manera indirecta y regenera la corteza suprarrenal, que sufre debido a la administración crónica de cortisona, como un tratamiento para el reumatismo.

Colesterol

Cuando se habla de los niveles de colesterol, la GCH también tiene un efecto positivo sobre esto.

Hay dos tipos de colesteroles y son colesteroles libres y colesteroles esterificados. Este último es el culpable de muchas enfermedades coronarias, arteriales y del corazón. Pero, para nuestra gran sorpresa, la administración clínica de GCH mostró una elevación de colesteroles libres y una reducción del colesterol esterificado. También muestra este cambio en gran medida sólo si la persona tiene niveles anormales. En el caso de los niveles normales de colesterol libre y esterificado, el cambio de los niveles de cada tipo no fue significativo.

Gota

El mismo fenómeno también se encuentra en la gota.

Normalmente, estos pacientes reciben un ataque agudo, severo en los primeros días del tratamiento y permanecen sin dolor. Algunos pacientes obesos lo utilizan para mantenerse libres del dolor, incluso después de ganar su peso corporal normal. El mecanismo diencefálico de la gota es desconocido. Los médicos piensan que es posiblemente debido a un factor emocional.

A estos pacientes se les dan 2 pastillas de ZYLORIC con el fin de prevenir los ataques agudos severos de dolor durante los primeros días de la administración de la GCH.

Presión arterial

La presión arterial cae rápidamente durante el tratamiento, independientemente de si el paciente tiene una presión sanguínea normal o anormalmente alta. Esto ocurre normalmente durante el embarazo. Por lo tanto, es importante reducir la dosis o detener la ingesta de medicamentos para la presión arterial alta, durante este tratamiento. Después de que se ha detenido la administración de GCH, la presión arterial disminuida volverá a los niveles que el paciente tenía antes.

Pero los anteriores niveles altos rara vez se alcanzan, y de acuerdo con el doctor Simeons da la impresión que dichas recaídas responden mejor a los medicamentos ortodoxos como la Reserpina que antes del tratamiento.

Úlceras pépticas

Los pacientes muestran una mejoría a pesar de la dieta que tienen. Esto es igual que lo que observamos durante el embarazo.

Psoriasis, uñas, cabello, úlceras varicosas

Todas estas condiciones mejoran con la administración de GCH. La psoriasis mejora, las uñas quebradizas se curan, la caída del cabello se reduce y las úlceras varicosas se curan.

Por lo tanto, hemos tratado pacientes no obesos que sufren de úlceras varicosas con inyecciones diarias de GCH en una dieta normal con resultados igualmente buenos.

El Hombre "embarazado"

Cuando un paciente de sexo masculino se entera que está a punto de recibir hormonas del embarazo y se va a poner en una condición que en algunos aspectos se asemeja al embarazo, usualmente se sentirá sorprendido y horrorizado. Por tanto, el médico debe explicar cuidadosamente que esto no quiere decir que va a ser feminizado y que la GCH de ninguna manera interferirá con su sexo. Es importante que él comprenda, que el uso de este fenómeno del embarazo se utiliza para tratar el trastorno diencéfalico, que es responsable de la obesidad.

La técnica

Advertencias

- No hagas el tratamiento por ti mismo. Es importante que seas observado por un buen médico durante el tratamiento, ya que sólo un médico puede hacer frente a los síntomas de interrupción que pueden surgir a lo largo del tratamiento.

- Si intentas bajar de peso comiendo menos y tomando algunos "atajos" esto podría conducirte a un final decepcionante o también puedes meterte en serios problemas.

- Al tratar la obesidad con el método de GCH y la dieta, tal vez estamos manejando el órgano más complejo del cuerpo. Así que pase lo que pase en una parte podría afectar a otras partes del cuerpo.

- Las dosis de administración deben calcularse cuidadosamente, ya que las dosis altas pueden evocar lo contrario.

Historia clínica

En el primer día que la paciente se presenta para el tratamiento, es importante tener una historia general detallada y anotar el momento en el que se observaron los primeros signos de sobrepeso. Entonces es el momento de encontrar el mayor peso que la paciente tuvo en su vida excluyendo el embarazo.

Como siguiente paso, cuestionamos a la paciente y recibimos respuestas de una manera sencilla, como "Sí" o "No"

Además, se le preguntará a la paciente acerca de los medicamentos que estaban tomando durante un largo periodo, así como algunos medicamentos y hormonas, que se administran durante mucho tiempo y que pueden afectar el peso corporal de una persona.

El grado de sobrepeso se calcula mediante el uso de una tabla especial y en las mujeres con senos grandes y pesados también se consideran en los cálculos.

La duración del tratamiento

Los pacientes, que necesitan perder 7 kg o menos, requieren de 26 días de tratamiento con 23 inyecciones diarias. Después de la última inyección los próximos 3 días el paciente debe continuar con la dieta de 500 calorías.

Teniendo en cuenta que, esta es una parte muy importante del tratamiento. Puesto que, si el paciente comienza a comer normalmente, subirá de peso de manera alarmante después de que el tratamiento ha finalizado.

Sin embargo, después de los 3 últimos días esto no ocurre debido a que la sangre ya no se satura con los alimentos. Cuando un paciente tiene que perder más de 7 kg, el tratamiento tarda mucho más. Pero lo máximo que se puede administrar en un solo curso son 40 inyecciones.

Inmunidad al GCH

La razón para limitar el número de inyecciones a 40 se debe a que algunos pacientes pueden comenzar a desarrollar signos de inmunidad al GCH después de un cierto período de tiempo y luego puede llevar a descomponer la GCH y reducir los niveles muy rápidamente.

Por otra parte, los pacientes que necesitan sólo 23 inyecciones pueden inyectarse a diario, pero para los pacientes que necesitan cerca de 40 inyecciones, se les puede dar sólo 6 inyecciones a la semana y dejar fuera un día que el paciente elija, sólo por esta razón.

Menstruación

Durante la menstruación no se dan las inyecciones, pero la dieta se continúa. Cuando la menstruación ha terminado, el paciente se vuelve extremadamente hambriento a menos que las inyecciones se reanuden de inmediato.

Es muy sorprendente ver a un paciente que ha continuado la dieta por un día o dos más allá del final del período sin venir para inyección y luego al día siguiente toda esa hambre cesó a las pocas horas después de la inyección. A continuación, el paciente vuelve a ser feliz y alegre.

Ciclos de inyecciones adicionales

Los pacientes, que necesitan perder más de 15.5kg, deben tener un segundo ciclo o incluso más.

El segundo ciclo se puede iniciar después de una pausa de tiempo no inferior a seis semanas. Del mismo modo, cuando un paciente tiene que pasar por varios ciclos repetidos, la suspensión de tiempo debe ser determinada con precisión y consecuentemente.

Condiciones que deben ser aceptadas antes del tratamiento

- El paciente debe acudir a la clínica a diario a pesarse, inyectarse y a ser revisado.
- Los pacientes pueden residir en el hogar de un amigo o de un familiar en Roma durante todo el período del tratamiento o si no puede permanecer en el propio hospital. Permanecer en un hotel o restaurante no se recomienda ya que no se puede confiar en dar una dieta precisa con la cantidad exacta de calorías.

- Los pacientes son libres de visitar cualquier lugar en el resto del día después de la visita a la clínica.
- Entre los ciclos el paciente no recibe tratamiento y es libre de comer lo que quiera, excepto almidón y azúcar durante las primeras 3 semanas.
- El paciente tendrá que seguir la dieta prescrita durante el tratamiento y después de los tres primeros días esto no le costará ningún esfuerzo, ya que no sentirá hambre y de hecho puede tener dificultad en conseguir bajar las 500 calorías que se le dará.

Al no aceptar cualquiera de estas condiciones, el paciente e incluso el médico tendrán que enfrentarse a resultados muy decepcionantes al final del tratamiento. Por lo tanto, la negativa de cualquiera condición dará lugar a la negación del tratamiento.

Un paciente puede considerarse a sí mismo como realmente curado, sólo cuando vuelve de nuevo a su peso correcto. Pero, las personas con casos severos de obesidad, sienten, incluso cuando pierden la mitad de su peso y vienen a nosotros por más. En verdad, hay cumplidos entusiastas y felices dados por los pacientes todo el tiempo en lugar de quejas negativas.

Examen

Una vez alcanzado el acuerdo, el paciente va a ser examinado por el médico. Estos son los puntos que el médico debe anotar;

- El tamaño del primer incisivo superior
- El tamaño de la almohadilla de grasa en la nuca
- El tamaño de la axila, y en el interior de las rodillas
- La presencia de estrías
- La presencia de pliegues supra púbicos
- La presencia de pliegues torácicos

- La presencia de una angulación del codo y la articulación de la rodilla
- Desarrollo de mamas en hombres y mujeres
- Edema de los tobillos
- Se observa el estado de desarrollo genital en el varón

Entonces se hace una radiografía al cerebro, para comprobar si hay cambios en la glándula pituitaria. Otra radiografía del tórax y también se hace un electrocardiograma. Un recuento completo de sangre, el nivel de ácido úrico y el nivel de colesterol y el nivel de azúcar de la sangre en ayunas se comprueban también.

Ganancia antes de la pérdida

Los pacientes, cuyas condiciones generales y apariencia son pobres, necesitan comer bien por lo menos una semana, sin importar cuánto peso van a ganar. Se debe a que el paciente no puede tolerar la dieta de 500 calorías, a menos que tengan una reserva de grasa bien surtida.

Durante las primeros 3 inyecciones, un paciente puede comer cualquier cantidad de alimentos de cualquier tipo. Las inyecciones, que se dan en este período de tiempo, se denominan como "no efectivas", mientras que las otras inyecciones, que se administran bajo la dieta de 500 calorías, son llamadas "efectivas". Esto se debe a que se necesitan al menos 3 inyecciones para que esas grasas anormales comiencen a moverse.

Poner a los pacientes en una dieta forzada por alrededor de una semana antes de que el tratamiento es muy duro para las personas que estaban siguiendo dietas estrictas. Un aumento de peso de aproximadamente 4-6 libras en este momento, no es inusual.

Los pacientes con buenas condiciones generales, sin ningún tipo de restricciones en la dieta comienzan con la alimentación forzada el día de la primera inyección. Algunos pacientes dicen que ya no pueden comer en exceso porque su estómago se ha reducido después de años de restricciones. Pero, sabemos que no es cierto y e insistimos en que coman con frecuencia alimentos altamente concentrados, como el chocolate con leche, pasteles con crema batida, azúcar, carnes fritas (especialmente cerdo), huevos y tocino, mayonesa, pan con mantequilla y mermelada , etc.

Este peso ganado se perderá sorprendentemente durante la 1ra - 3era inyección.

Iniciar el tratamiento

En las mujeres que menstrúan, el tratamiento se iniciará inmediatamente después del período. Del mismo modo, el final del ciclo de inyecciones se debe hacer antes del próximo período.

Normalmente las inyecciones se detienen 3 días antes de la fecha esperada de la menstruación y una dieta normal se reanudará con el período.

Alternativamente, al menos tres inyecciones deben administrarse después del periodo, seguida de los habituales tres días de dieta. Esta regla no tiene debe ser observada en los pacientes que han llegado a su peso normal antes del final del tratamiento y ya están en una dieta calórica más alta.

La Dieta

La dieta de 500 calorías se explica a continuación;

Desayuno: Té o café en cualquier cantidad sin azúcar. Sólo una cucharada de leche se permite en 24 horas. Se puede utilizar sacarino u otros edulcorantes.

Almuerzo: 1) 100 gramos de ternera, carne de res, pechuga de pollo, pescado blanco fresco, langosta, cangrejo, o camarones. Toda la grasa visible debe ser cuidadosamente removida antes de cocinar, y la carne debe pesarse cruda. Debe ser hervida o asada a la parrilla sin grasa adicional. Salmón, anguila, atún, arenque, pescados secos o encurtidos no están permitidos.

Cena: Las mismas cuatro opciones que el almuerzo

Estas son las cosas que están permitidas y no permitidas, mientras estás en el plan de tratamiento GCH+ Dieta

Permitido	No permitido
El jugo de un limón diario	Aceite, mantequilla o aderezo
Sal, pimienta, vinagre, mostaza en polvo, ajo,	No más de cuatro elementos de la lista para el almuerzo y la

alábega, perejil, tomillo, mejorana, etc.	cena se pueden comer en una comida
Té, café, agua corriente o agua mineral en cualquier cantidad	Ningún medicamento o cosmético además de lápiz labial, lápiz de cejas y polvo pueden ser utilizados sin permiso especial
Frutas o una barrita de pan pueden comerse entre las comidas	Todas las cosas que no figuran en la lista están prohibidas

Cosas a tener en cuenta

- Utilizar una pesa para el pesaje, no una pesa de cocina.
- Dividir las dos comidas si es necesario.

- A los pacientes principiantes se les aconseja verificar cada comida con su hoja de dieta antes de empezar a comer y no confiar en la memoria.
- Cualquier intento de observar esta dieta sin GCH dará lugar a problemas en dos o tres días.
- Dos manzanas pequeñas pesan igual que una grande, sin embargo, tienen un valor calórico superior y, por tanto, no están permitidas.
- Mandarina no es una naranja.
- Pechuga de pollo no significa pechuga de cualquier otra ave.

Haciendo las calorías

La dieta durante el tratamiento GCH debe contener necesariamente 500 calorías por día y no menos o más que esto.

La dieta indicada anteriormente funciona satisfactoriamente en Italia. Pero, para otros países como Asia, África y Medio Oriente, hay necesidad de hacer una modificación.

La dieta de los vegetarianos debe ser completamente revisada y las aves de corral deben ser reemplazadas con alimentos vegetarianos.

Plan De Un Curso Normal

- 125 UI de GCH diarias (excepto durante la menstruación) hasta las 40 inyecciones.

- Alimentación forzada hasta la tercera inyección.

- Después de tercera inyección, dieta de 500 calorías que se prolonga hasta las 72 horas después de la última inyección.

- Para las siguientes 3 semanas, todos los alimentos son permitidos a excepción del azúcar y el almidón en cualquier forma (cuidado con la fruta muy dulce).

- Después de 3 semanas, añadir poco a poco el almidón en pequeñas cantidades, siempre pesándose en las mañanas.

Concluyendo un ciclo

Después del 3er día de dieta, desde el último día de la inyección, los pacientes pueden comer cualquier cosa que necesiten, excepto azúcares y almidones como una regla.

Es importante que se pesen todas las mañanas después de vaciar la vejiga y antes del desayuno.

Toma aproximadamente unas 3 semanas después del tratamiento para que el peso sea estable. Sin embargo, es necesario mantener los azúcares y almidones a distancia. Comer este tipo de alimentos puede poner a los pacientes de nuevo en un estado de aumento de peso. Es importante tener cuidado de recordar estas restricciones durante las primeras 3 semanas después de la última inyección. De lo contrario, seguramente traerá muy malos resultados.

Si el peso se mantiene dentro de las 2 libras del peso observado el día de la inyección final, es considerable. Pero cualquier ligero incremento incluso de una onza es absolutamente inaceptable. A continuación, el paciente puede saltarse el almuerzo y el desayuno y beber mucha agua. Por la noche, puede comer una manzana o dos tomates crudos con un filete de res.

Los primeros días de tratamiento

Estas son las conclusiones que un paciente puede notar durante el tratamiento;

3ra inyección

- El paciente se sentirá muy diferente. Una sensación de que ya ha comenzado a perder peso
- Una sensación de siempre sentirse lleno y hambre reducida.
- Orina con más frecuencia.

4ta inyección - Pierde hasta 2 libras.

- Puede haber un ligero dolor de cabeza. Tomar una aspirina lo hará desaparecer.

5to – 6to día de tratamiento

- El peso sigue bajando a razón de 1 libra por día
- Los dolores de cabeza desaparecen.

Fluctuaciones de pérdida de peso

Después de la 7ma – 8va inyección, la tasa de pérdida diaria de la dieta puede reducirse a menos de 1 libra por día. Puede observarse una producción de orina reducida.

Según las estadísticas, la mayoría de las mujeres muestran estas fluctuaciones, ya que están totalmente relacionadas con la retención y la eliminación de agua, que son más notables en las mujeres. Pero, la pérdida de peso se reanuda dentro de aproximadamente 2 días.

Dieta defectuosa

La gente puede creer que una ligera desviación de la dieta puede mostrar un enorme aumento de peso. Pero, esto es una ventaja, porque si una persona no se está restringiendo a esta dieta, el médico detectará el aumento de peso con facilidad y dentro de 2-3 días, durante las visitas diarias a la clínica.

Vitaminas y anemia

Algunos pacientes tienen miedo de que la pérdida de peso y la dieta restringida puedan ponerlos en un estado de falta de vitaminas o células sanguíneas. Pero, no hubo tales casos encontrados durante los años de tratamiento de muchos pacientes. Pero, se comprende fácilmente que todas las proteínas, vitaminas y minerales que se almacenan en los tejidos grasos se utilizan en el cuerpo cuando se descomponen durante el tratamiento.

Libras a pulgadas

A diferencia de los otros métodos de pérdida de peso, en el tratamiento GCH + dieta, los pacientes muestran una reducción de la cintura, abdomen y circunferencia de la cadera, que tiene una relación directa con el número de kilos reducidos. Extraordinariamente esta tasa es de aproximadamente 1 cm por kilogramo, en la mayoría de los pacientes y esta tasa puede ser más alta en los primeros días del tratamiento.

Interrupción de la pérdida de peso

Hay 04 tipos de interrupciones;

1. Como se mencionó anteriormente, primero ocurre la reducción estacionaria de la pérdida de peso debido a la retención de agua.

2. La segunda es llamada "meseta", la que los pacientes pueden enfrentar durante 4-6 días, sobre todo durante la segunda mitad de un ciclo completo. Esto puede notarse particularmente en pacientes que han estado prosperando y han mostrado una tasa de pérdida de peso de una 1 libra por inyección. Esta 'meseta' puede ser rota dando un 'día de manzana', donde el paciente sólo puede comer manzanas hasta el máximo de 6 durante un día

completo a partir del almuerzo hasta el almuerzo del día siguiente. Sólo se pueden comer estas seis manzanas y solamente pueden beber agua normal cuando sienten sed. La siguiente forma es dando un diurético no mercurial por un día

3. En casos raros se puede producir una interrupción de la pérdida de peso durante un período de tiempo más largo. Esto sólo ocurre en casos avanzados y casi nunca durante el primer ciclo de tratamiento. Esto es visible en los pacientes que llevan mucho tiempo siendo obesos (10 años<) en cualquier período de su vida.

4. La menstruación. Ha sido el más común.
Si ocurre un embarazo durante el tratamiento, las mujeres de repente

dejan de bajar de peso. En cualquier caso de sospecha de un embarazo las inyecciones se detienen de inmediato y se comprueba para el embarazo – la prueba de orina GCH se puede hacer sólo después de 5 días de la última inyección. Hacerlo antes de esto puede dar lugar a resultados falsos positivos.

Es posible que una mujer pueda utilizar anticonceptivos orales para prevenir el embarazo durante el tiempo de tratamiento.

Los Errores

Errores en la Dieta

Sal: No hay necesidad de reducir el consumo de sal.

Agua: Se alienta el consumo de agua. Se recomienda beber 2 litros de agua al día durante el tratamiento. No tiene nada que ver la retención de agua en el cuerpo.

Estreñimientos: Si se reduce el consumo de agua existe la probabilidad de desarrollar estreñimientos si el paciente tiene colon espástico. Como los laxantes están prohibidos durante el tratamiento, es importante regular la limpieza del intestino tomando agua suficiente.

Como la ingesta de alimentos se limita a una dieta de 500 calorías, es normal hacer las heces 3-4 veces por semana.

Es importante investigar profundamente si no hay errores dietéticos visibles encontrados en la discusión general. El paciente tiene que ser de ayuda, y también entender que pueden ocurrir pequeños errores en la dieta durante el tratamiento y que pueden no ser perceptibles por ellos. Por lo tanto, se muy detallado con el médico, cuando hablas de este asunto, ayudará tanto al paciente como al médico para corregirlo.

Las mentiras deliberadas no son de ninguna utilidad y seguramente son visibles durante las visitas diarias cuando el peso muestra un aumento continuo, esto conducirá a una decepción tanto para el médico como para el paciente.

Cosméticos

Si no se encuentran errores en la dieta, el médico pensará en la posibilidad del uso de cosméticos. Es difícil de creer, pero es cierto que algunos aceites, cremas y ungüentos son absorbidos por la piel e interfieren con la acción de la GCH como si una persona los hubiese comido. Entonces el tratamiento es muy sensible a los cosméticos y por eso los médicos les piden a los pacientes que hagan una pausa del uso de estos durante el tratamiento.

Masaje

Los masajes no están permitidos durante el tratamiento, ya que alteran el proceso de la GCH en los tejidos. Según el Dr. Simeons, el masaje, el golpeteo, el rodillo o las vibraciones pueden hacer daño en este período de tiempo.

Otras razones para aumentar de peso

Aparte de los cosméticos y los errores en la dieta, hay muchas otras razones para un aumento de peso durante el tratamiento. Como por ejemplo:

- Gomas de mascar
- Pasteles para la garganta
- Píldoras de vitaminas
- Quemaduras de sol severas
- Actividades físicas pesadas

- Jarabes para la toz…. Etc.

A pesar de que los pacientes no se dan cuenta, estas cosas contienen azúcares que pueden interferir con la dieta de 500 calorías.

La voz

Aunque las personas notan un cambio de voz durante un intento general para perder peso a través de dietas de pérdida de peso y otros criterios, el tratamiento GCH +Dieta no muestra ningún cambio en la voz. En realidad, los pacientes dicen que su voz ha sido mejorada.

Medicamentos para reducir el apetito

Casi nunca se utilizan, ya que en realidad no hay necesidad de tomarlos durante el tratamiento con la GCH.

Fatiga muscular

Al final del tratamiento, algunos pacientes pueden quejarse de que se sienten débiles. Estas quejas son en su mayoría hechas por pacientes que no realizan ningún tipo de ejercicios físicos a diario.

A pesar de que las personas piensan que es porque están perdiendo peso, el mecanismo real es un poco diferente. Durante la administración de GCH, las grasas almacenadas dentro, entre y alrededor de los músculos se descomponen, haciendo que el aumento aumente la longitud. Por lo tanto, cuando una persona tiene que hacer un poco de esfuerzo, los músculos necesitan más esfuerzo para hacer una contracción muscular. Esto es simplemente una acción fisiológica y, por supuesto, no una debilidad.

Los Dos Problemas después del Tratamiento

1. En el período post-tratamiento inmediato, el paciente puede comenzar a sentirse mucho más hambriento e incluso débil. Podría volverse visible en sus rostros y en tales casos los pacientes se les permite tener un ligero aumento en la dieta.

2. Algunos pacientes no pueden creer que pueden comer con bastante normalidad, sin recuperar el peso, después del tratamiento. Ellos ignoran la regla de la dieta post-tratamiento diciendo no sólo a los azúcares y almidones y tratando más o menos de continuar con la dieta de

500 calorías con la que se sentían tan bien durante el tratamiento y hacer variaciones de poca importancia, tales como la sustitución de la carne por un huevo, queso, o un vaso de leche. Para su horror, se dan cuenta que a pesar de mantener o perder peso, su peso ha aumentado.

Recaídas

Cerca del 60-70% de los pacientes mantienen su peso final de forma permanente. Las recaídas se producen principalmente debido a la negligencia. Éstos son algunos errores comunes que los pacientes hacen;

- No pesarse cada mañana.
- No llevar la pesa con ellos cuando viajan.

- Tratar de evaluar la forma de sus cuerpos por el ajuste de la ropa.

La menopausia aumenta el riesgo de una recaída hasta que la menopausia está completamente establecida. Además, la mayoría de los adolescentes que sufren de alimentación compulsiva, también muestran recaídas.

Conclusión

El tratamiento GCH + dieta de 500 calorías es una forma extraordinaria de eliminar el llamado desorden de la "obesidad", mientras el paciente recobra una figura sana y delgada. Sin embargo, no es tan simple como inyectarse. Es muy importante que mantengas la disciplina y te límites a las directrices.

El procedimiento es comprensible para muchos, pero no es igual con el mecanismo. Es por eso que es importante que hables de esto con el médico antes de empezar el tratamiento. Se te permitirá llevar a cabo el tratamiento sin interrupciones.

El consejo principal es que, no experimentes este método por ti mismo, sin un médico bien practicado, ya que deben mantenerse las estrictas instrucciones para lograr resultados efectivos. En caso de una pequeña desviación de las directrices, puede resultar en consecuencias graves.

La obesidad no es una enfermedad desastrosa como el cáncer o la polio. Sin embargo, es lo suficientemente seria como para ser tratada, ya que muchas personas hoy en día sufren mentalmente de esto. Y no sólo eso, sino que, la obesidad crónica pueden causar diabetes, enfermedades del corazón y muchos otros trastornos metabólicos. Por lo tanto, curar la obesidad no solo tiene un valor estético, sino que también, te hace saludable y te pone en forma.